TROPHOGRAPHIE MÉDICALE

OU

TRAITÉ DES ALIMENTS

APPLIQUÉS

A L'ART DE GUÉRIR.

PAR A^te MIERGUES,

Docteur en médecine, Membre des Sociétés de médecine pratique
de Nimes & de Montpellier.

> Le médicament étant le modificateur
> de l'état morbide, le régime en sera
> l'agent curatif.

ALAIS,
Imprimerie de Mme veuve VEIRUN, libraire, Grand'rue.

1835.

TROPHOGRAPHIE MÉDICALE

OU

TRAITÉ DES ALIMENTS

APPLIQUÉS A L'ART DE GUÉRIR.

TROPHOGRAPHIE MÉDICALE

OU

TRAITÉ DES ALIMENTS

APPLIQUÉS

A L'ART DE GUÉRIR.

Par A^te MIERGUES,

Docteur en médecine, Membre des Sociétés de médecine pratique
de Nimes & de Montpellier.

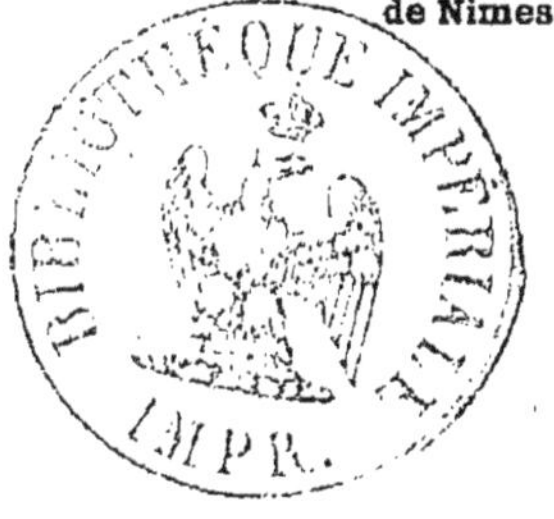

Le médicament étant le modificateur
de l'état morbide, le régime en sera
l'agent curatif.

ALAIS,

Imprimerie de Mme veuve VEIRUN, libraire, Grand'rue.

1853.

Le titre de mon ouvrage montre assez le but que je me suis proposé. Je n'ai pas eu l'intention de faire sur l'alimentation, appliquée à l'art de guérir. une œuvre complète. Je n'ai prétendu esquisser qu'un plan dont tout autre que moi, occupé sans relâche par les travaux de mon état, pourrait tirer parti. Les leçons que l'expérience m'a données dans le cours de ma carrière médicale, j'ai voulu les consigner dans cet opuscule et les livrer à la critique éclairée de mes confrères, certain d'avance que leur esprit judicieux saura tirer parti de ce qu'il peut y avoir de bon dans ces quelques pages.

INTRODUCTION.

On entend par aliments toute substance qui, s'assi-
milant à nos tissus, sert à leur développement.

La chimie nous apprend qu'il n'existe aucun principe immédiat, jouissant exclusivement de la propriété
alibile, dans aucune substance alimentaire. Chaque
principe constituant d'un aliment, jouit de propriétés
spéciales. C'est de l'ensemble de ces éléments que la
force chimique de nos organes analyse et assimile ce
qui est nécessaire à l'économie. Les expériences de
Magendie, Lallemand et Parmentier ont prouvé que
nul produit immédiat organique, pris exclusivement,
ne peut longtemps suffire à l'alimentation. La raison
de ce phénomène ne se trouve-t-elle pas dans l'orga-

nisme complexe, matériel et physiologique, qui exige dans l'acte de l'alimentation le concours de divers agents chimiques, modificateurs de chaque solide et de chaque fluide qui compose l'économie animale.

Si aucun principe immédiat des substances alimentaires, pris d'une manière exclusive, ne peut nourrir pendant longtemps, on conviendra cependant que chacun de ces principes jouit d'une propriété spéciale dont le praticien doit savoir tirer parti.

On sait qu'un régime animal rend le sang riche en fibrine et en hématine : un régime [féculent le rend riche en globules, et un régime herbacé produit la diathèse séreuse, ce qui rend ce régime indispensable lorsqu'il est nécessaire de rendre les humeurs plus fluides et de modérer la trop grande plasticité du sang.

L'influence du régime s'étend même au moral. Les peuples qui se nourrissent presque exclusivement de chair sont, en général, cruels, tandis que ceux qui se nourrissent de fruits et de légumes, sont doux et humains.

Les enfants qui ne vivent que de lait sont pâles et décolorés.

Par une certaine perversion de l'assimilation, la sécrétion du phosphate calcaire n'a pas lieu dans quelques cas de fractures, et le cal ne peut se former qu'en changeant totalement le régime du malade.

Il est donc important de connaître les effets physiologique de chaque aliment pris isolément, afin de le combiner dans les proportions les plus propres à atteindre le but qu'on se propose, car le régime alimentaire peut neutraliser, détruire et même dépraver (1) l'action d'un médicament, si l'un et l'autre ne sont pas choisis avec la sagacité d'un observateur érudit, qui sait faire tendre vers le même but les effets de ces deux agents.

Le régime est l'agent thérapeutique par excellence : le médicament n'est qu'un modificatif de l'état morbide.

(1) Nous disons dépraver, parce que si un malade, par exemple, soumis à une alimentation salée, prend du calomel, ce protochlorure de mercure se trouve changé en deutochlorure dont l'absorption amène de grands dangers.

I.

SAVEUR DES ALIMENTS.

Aliments sucrés.

Le sucre paraît agir comme irritant quand il n'est pas étendu dans quelque suc aqueux, mucilagineux ou acidule, comme celui des fruits par exemple. On sait que quand on mange un morceau de sucre, il réveille souvent la douleur des dents cariées. Il produit des gastrites chez les enfants qui, à cause de leur bas âge, ne sont que trop disposés aux maladies inflammatoires. Le sucre entre dans les aleosaccharum, les confitures et les boissons.

Aliments acides.

Ils sont tempérants, mais si les organes digestifs sont dans un état de relâchement, ils en augmentent l'atonie. Ils sont principalement applicables à l'état phlogistique, et encore doivent-ils être mitigés convenablement. Le citron sert de correctif aux viandes noires et aux mets gélatineux.

Aliments amers.

Ils sont peu nombreux et nous citerons seulement les chicorées, les pédoncules d'artichauts, les olives noires confites à l'eau : ce sont de bons toniques qui peuvent rendre service dans bien des cas. Ils entrent dans la composition des sauces amères.

Aliments acerbes.

Ils peuvent agir comme les toniques en resserrant les fibres gastriques relàchées. Ils sont nuisibles dans l'état phlogistique. Tels sont : les artichauds, les coings, les sorbes, les nèfles, les cormes, etc.

Aliments acres et piquants.

Selon la dose, ils peuvent être stimulants ou irritants : on doit les manger en petite quantité ou avec des correctifs, ou encore comme assaisonnement pour les aliments mucilagineux, gélatineux ou graisseux qui, par ce stimulus, perdent en partie leurs propriétés asténisantes : tels sont les poivrons, les radis, les aulx, les oignons, le cresson, la moritarde, etc.

II.

TEMPÉRATURE DES ALIMENTS.

—

La température des aliments en modifie l'action. La température chaude stimule les fibres gastriques, la tiède les relâche, la froide les tonifie. C'est pourquoi les mets stimulants auront plus d'action chauds, les relâchants seront préférés tièdes, et les toniques froids. Cependant l'abaissement de température rendant la digestion plus lente, les mets glacés doivent être pris en petite quantité, parce que leur action se soutient plus longtemps.

L'usage exclusif d'une des espèces d'aliments dont nous venons de parler, doit produire des modifications physiologiques profondes dont le médecin doit tirer parti suivant les circonstances.

III.

CHOIX DES ALIMENTS.

—

Le choix des aliments doit varier selon l'âge, le tempérament, la profession et le climat.

Le lait est la première nourriture de l'enfance. Dès qu'il arrive dans un estomac sain, il se coagule et devient légèrement acide. Ce coagulum est divisé ou émulsionné par là bile, et forme avec les sucs gastriques une bouillie assez consistante qui parcourt facilement le tube digestif, en cédant à l'économie les parties propres à son développement.

Lorsqu'au contraire les voies digestives sont affaiblies, lorsque la chaleur gastrique n'est pas suffisante pour opérer convenablement la fermentation digestive et élaborer le bol alimentaire, ou bien encore, quand il existe un état de phlogose, et que la chaleur considérable de l'estomac change en acide la fermentation digestive, le coagulum caséeux ne peut être convenablement émulsionné par la bile qui perd alors sa propriété alcaline.

Dans le premier cas, la chaleur n'est pas suffisante

pour échauffer convenablement l'estomac et dissoudre
ou diviser le coagulum qui descend alors lentement
dans les intestins privés de leur force expulsive et y
forme des obstructions caséeuses, quelquefois très-
dures. Dans le second cas, le coagulum caséeux devient
très-acide, il irrite tous les organes épigastriques, fait
contracter spasmodiquement la vésicule du fiel qui
déverse dans l'estomac une quantité énorme de bile
non élaborée, contractant beaucoup d'âcreté et perdant
sa propriété émulsive : elle dissout partiellement ce
coagulum dépravé, âcre et caustique. Ce magma in-
cendiaire descend dans les intestins où il porte le
désordre et produit le dévoiement. Dans ce cas, on
rencontre dans les excréments une infinité de fragments de caséum colorés en jaune ou en vert par la
bile.

Ces mêmes phénomènes se reproduisent toutes les
fois qu'on donne au nourrisson un aliment dispropor-
tionné à la force de son estomac.

On est généralement dans la funeste habitude de
nourrir les enfants avec des substances compactes,
avant que la nature leur ait donné des dents.

Les bouillies composées de fécules privées de gluten
fermenté sont les plus indigestes : celles qu'on prépare
avec la mie de pain le sont presqu'autant, à cause de

leur consistance plastique. La plupart des habitants des Hautes-Cévennes, poussent cet abus au point de mâcher les aliments grossiers dont ils font usage, pour les donner à manger à leur nourrissons. Cette habitude est tellement enracinée, qu'on pourrait dire avec Zimmermann, « qu'il serait plus aisé de transporter » les Alpes dans les vastes plaines de l'Asie, que de » désabuser ces femmes écervelées. »

Une substance alimentaire est digestible en raison directe de sa raréfaction, et en raison inverse de sa plasticité. Ceci explique les fréquentes indigestions qui surviennent après l'usage [du pain chaud ou *fougasse.*

Plus une substance alimentaire est divisée, ou bien, moins ses molécules ont de cohésion, plus elle est facile à digérer. C'est pourquoi une bouillie très-claire, composée avec la poudre de pain séchée au four, constitue le meilleur aliment que l'on puisse donner à l'enfant vers trois mois seulement.

L'enfant ne doit faire usage de viandes que vers l'âge de trois ans : encore doit-on les choisir et les préparer convenablement. On doit bannir de son régime les sucreries et les liqueurs fermentées. Le sel dans les aliments est le meilleur stimulant digestif du premier âge.

L'âge mur s'accommode assez bien de tous les aliments employés selon les indications.

La vieillesse, au contraire, a besoin d'une alimentation tonique, un peu stimulante et analeptique, mais en petite quantité, à cause du peu de vitalité des organes digestifs.

De même, si les aliments émollients sont dévolus au tempérament sanguin, les stimulants, au contraire, sont plus particulièrement appropriés au lymphatique.

Les aliments les plus indigestes sont ceux qui conviennent aux artisans qui se livrent aux travaux les plus rudes. Nous entendons par indigestes, les aliments qui, sous un petit volume, contiennent le plus de principes nutritifs.

Les substances qui se digèrent le plus promptement et qui, sous un volume considérable, contiennent peu de principes nutritifs, sont les plus propres à l'alimentation de l'homme sédentaire. Ce dernier régime devrait être celui des habitants du Midi, tandis que ceux du Nord ont besoin d'une nourriture plus compacte ; ce qui explique l'innocuité des châtaignes chez les nourrissons des Hautes-Cévennes, et les fréquentes indigestions que cet aliment leur procure chez nous. Les châtaignes seraient ici avantageusement remplacées, pour les enfants, par la *polenta* de maïs.

Nous grouperons les aliments et les substances qui entrent dans leur préparation, en *sthénisants* et *asthénisants*. Les premiers sont ceux qui tendent à augmenter les forces vitales, les seconds à les diminuer. Ceux-ci agissent à la manière des émollients ; ceux-là, au contraire, ont une action analogue à celle des stimulants.

Les propriétés des aliments sont les mêmes pour l'alimentation animale comme pour l'alimentation végétale.

Voici un tableau qui donnera une idée précise de la classification que nous avons adoptée.

Le genre animal est classé selon les principes constitutifs des aliments : le genre végétal, selon leurs propriétés électives.

GENRE ANIMAL.

ORDRE DES STHÉNISANTS.	ORDRE DES ASTHÉNISANTS.
A. Fibrineux simples.	*A.* Gélatineux.
B. Fibrineux excitants.	*B.* Séreux.
C. Fibrino-gélatineux.	*C.* Albumineux.
D. Adipo-fibrineux.	*D.* Caséeux.
E. Tendineux.	*E.* Adipeux.
F. Fibrino-tendineux..	*F.* Butyreux.

GENRE VÉGÉTAL.

STHÉNISANTS.		ASTHÉNISANTS.	
Action physiologique.	Action élective.	Action physiologique.	Action élective.
H. Epigastriques.	gastriques. / vasculaires. / pneumoniques	**H.** Epigastriques.	gastriques. / vasculaires. / pneumoniques
O. Hypogastriques	intestinaux. / utérins. / urinaires.	**O.** Hypogastriques	intestinaux. / utérains. / urinaires.
P. Glandulaires.		**P.** Glandulaires.	
Q. Nerveux.		**Q.** Nerveux ou antinévritiques.	
R. Cutanés.		**S.** Anthelmintiques.	
S. Anthelmintiques.			
T. Astringents.			

PREMIÈRE DIVISION.

—

GENRE ANIMAL.

————

1er Ordre. — STHÉNISANTS.

—

Des Fibrineux en général.

Le principe constitutif de ces aliments est la fibrine musculaire et sanguine. Ils ont tous la propriété d'augmenter la chaleur de l'estomac, d'accélérer le pouls et la respiration, en élevant la température de tout l'individu. Ce sont des stimulants nourrissants qui, dans un estomac sain, se convertissent facilement en chyme, en suscitant la fièvre digestive, dont l'intensité varie selon l'espèce d'aliments fibrineux. Les viandes noires sont celles qui produisent le plus de fièvre pendant la digestion : nous mettrons en première ligne le lièvre, qui, par sa réaction stimulante, agit presque toujours à la manière des laxatifs. Viennent ensuite les bécasses, faisans, tourdres, grives, etc.

Les phénomènes que produisent ces aliménts sont de peu de durée, car ils passent promptement à l'état de dissolution plutôt putride que digestive.

Nous citerons ensuite les préparations fibrineuses de porc salé qui sont excitantes, et dont l'action secondaire se porte assez généralement sur la peau, par où les sucs putrides qu'elles produisent tendent à s'échapper, en donnant lieu à divers genres de dermatoses.

La viande de bœuf, que nous placerons aussi dans cette classe, produit une fièvre moins intense, mais qui dure tout le temps de la digestion. Cet aliment, qui sustente pendant longtemps, n'est réellement indigeste qu'autant qu'on en prend trop à la fois, ou qu'il est peu convenablement préparé.

Viennent ensuite les *viandes de lait* qui se digèrent très-facilement et très-promptement, sans trop surexciter les voies digestives.

Enfin les viandes blanches et les poissons demandent le moins de vitalité à l'estomac pour être digérés.

A. Fibrineux simples.

Ce sont les aliments dans lesquels la fibrine prédomine. Nous citerons la noix de bœuf, de veau, de mouton, etc. (on appelle ainsi la chair musculaire de la cuisse de ces animaux), les gigots de bœuf, de veau, d'agneau; les rouelles ou tranches musculaires, les langues, les côtelettes maigres, les reins ou rognons qui se digèrent un peu mieux à cause de leur contexture moins fibreuse; les foies de veau, de mouton et d'agneau; ce dernier aliment, afin d'être moins compacte, a besoin d'être peu cuit. On doit en manger peu à la fois et le bien mâcher. L'albumine qu'il contient se coagule par la cuisson et le rend indigeste.

Le sang, à part la fibrine qu'il contient, renferme aussi beaucoup d'albumine coagulable par la chaleur, ce qui le rend encore plus indigeste que le foie.

B. Fibrineux excitants.

La fibrine prédomine bien dans cette classe d'aliments, mais ils produisent beaucoup plus de fièvre digestives que les précédents. C'est dans cette classe qu'il faut ranger : la chair musculaire des lièvres, oies, canards, foulques, sarcelles, bécasses, tourdres, grives, etc.; la chair maigre de porc salé (jambons, saucissons, etc.).

C. Fibrino-gélatineux.

Cette classe comprend le palais de bœuf, de veau et leur estomac ou *gras-double,* aliments qui exigent beaucoup de cuisson pour être d'une digestion facile.

D. Adipo-fibrineux.

Ce sont les riz de veau, d'agneau, etc. (on donne ce nom aux ganglions de ces animaux). On doit choisir ces glandes saines; il est prudent de les ouvrir pour s'assurer de leur état. Nous rangerons de plus dans cette classe, les queues de bœuf, de veau, de mouton, etc. Ces aliments fatiguent l'estomac et occasionnent souvent des aigreurs à cause de la trop forte proportion de graisse qui en rend la digestion difficile.

E. Tendineux.

Les tendons de bœuf, de veau, etc., sont très-nourrissants et de facile digestion, lorsqu'ils sont cuits au point de s'écraser sous les doigts, sans quoi ils seraient très-indigestes.

F. Fibrino-tendineux.

Cette classe comprend le cœur de tous les animaux, aliment indigeste et qui développe beaucoup de chaleur dans l'estomac.

2ᵐᶜ Ordre. — ASTHÉNISANTS.

Pendant la disgestion des substances dont nous allons parler, les pulsations du pouls restent à peu près les mêmes, et la température de l'estomac et de tout l'individu ne paraît pas sensiblement augmentée. La base de ces aliments est la gélatine et les corps gras.

A. Gélatineux.

La gélatine nourrit beaucoup lorsqu'elle est unie à la fibrine, seule elle parcourt rapidement le tube digestif sans en augmenter la température, et accélère le mouvement péristaltique des intestins, en délayant les matières qui y sont contenues et en les expulsant au dehors.

Cet aliment séjourne trop peu dans l'estomac pour nourrir quand il est seul; ses effets sont avantageusement modifiés par toutes les substances qui contiennent du tannin ou un acide, telles que certains fruits, les cardes, les artichauts, etc. On ne doit donc manger que trois heures après l'ingestion de bouillons gélatineux, si l'on veut qu'ils agissent comme minératifs.

Les substances qui contiennent le plus de gélatine

sont les suivantes : pieds de veau, de mouton, d'a-
gneau, de chevreau, de cochon, boyaux, oreilles,
membranes, os et poumons, qui entrent dans la composition des bouillons contre les bronchorrées inflammatoires; fraise de veau ou mésentère, qui entre dans
la composition des bouillons les plus employés contre
les diarrhées qui existent avec fièvre, dans le but de
lubréfier les intestins et d'expulser les matières âcres
qui entretiennent ces antérites.

B. Séreux.

Ces aliments dans lesquels le *serum* de lait ou *petit-
lait* prédomine, sont les plus tempérants. Le lait
d'ânesse est celui qui contient le plus de serum et de
sucre de lait. Il est supporté par les estomacs les plus
faibles. Voici, d'après Henri et Chevalier, un tableau
des proportions comparatives des principes constitutifs des laits les plus employés :

	LAIT				
	de Vache.	d'Anesse.	de Femme.	de Chèvre.	de Brebis.
Caséum sec...	4.48	1.82	1.55	4.02	4.50
Beurre......	3.13	0.11	3.55	3.32	4.20
Sucre de lait..	4.77	6.08	6.50	5.28	5.60
Sels........	0.60	0.34	0.45	0.58	0.68
Eau........	87.02	91.65	87.95	86.80	85.62
	100.00	100.00	100.00	100.00	100.00

C. **Albumineux**.

Les œufs sont en grande partie composés d'albumine. C'est la partie qui se coagule et devient indigeste par la coction. Crue, elle est émolliente et se digère facilement, surtout lorsqu'elle est étendue dans un véhicule approprié. C'est un des principes constituants du sang, qui devient aussi indigeste par la coction.

Nous citerons les aliments suivants comme renfermant beaucoup d'albumine : les œufs, les huîtres, les moules, les lavignons, les poulpes, les sèches, les escargots qui contiennent aussi un mucus coagulable;

les grenouilles et les écrevisses qui entrent, ainsi que les escargots, dans la composition des bouillons asthénisants.

D. Cazéeux.

Cette classe comprend les diverses espèces de fromages. Le fromage frais est tempérant, le fromage fermenté est excitant et glaireux; il entre dans la classe des asthénisants gastriques, lorsqu'il est frais.

E. Adipeux.

La graisse qui compose à elle seule cette classe d'aliments est très-indigeste. Lorsqu'elle est pure, elle fatigue l'estomac, irrite la muqueuse gastrique, et fait passer à l'état acide les substances contenues dans cette cavité. Lorsqu'au contraire, une faible quantité de graisse se trouve étendue dans une grande quantité de liquide, elle agit comme émollient, se digère facilement et nourrit beaucoup.

F. Butyreux.

Dans cette dernière classe, nous avons le beurre qui nourrit assez et se digère facilement, pourvu qu'on n'en abuse pas. Mais en général les corps gras sont nuisibles, quand il existe la moindre phlogose des organes digestifs, et doivent dans ce cas être proscrits du régime alimentaire, à moins que le beurre ne soit émulsionné au moyen d'un jaune d'œuf. Il entre dans la composition des bouillons maigres, de l'émulsion butyreuse et du feuilletage.

DEUXIÈME DIVISION.

—

GENRE VÉGÉTAL.

1er ORDRE. — STHÉNISANTS.

Nous avons établi la classification de cet ordre d'après le siège principal de l'action dynamique des aliments qui le composent, sur la vitalité de tel ou tel organe sur lequel ils agissent électivement ; c'est afin de pouvoir choisir d'un seul coup-d'œil les espèces qui peuvent entrer dans les préparations culinaires les mieux appropriées à l'état du malade, que nous avons adopté cette classification.

II. Epigastriques.

Cette classe renferme les substances propres à stimuler l'estomac et celles qui agissent sur l'organe respiratoire et sur l'appareil de la circulation.

1. GASTRIQUES.

Nous trouvons dans cette subdivision les épices qui entrent dans les préparations culinaires. Ils rendent l'estomac plus apte à remplir ses fonctions, et servent à corriger la fadeur de certains aliments. Ils sont contr'indiqués aux tempéraments sanguins et irritables, tandis qu'ils conviennent aux tempéraments lymphatiques, à moins qu'il n'existe une phlogose, même légère, dans les voies digestives. Nous citerons les espèces suivantes :

Aliments : Chicorée, pédoncules d'artichauts, olives amères, aulx, oignons, poivrons, câpres, champignons, aubergines; surtout : noix, amandes, noisettes, etc., dont les fragments mal divisés fatiguent et irritent l'estomac qui ne les digère nullement. Dans les Cévennes on a l'habitude de donner aux malades des macarons dont les amandes ne se digèrent pas.

Condiments : Cerfeuil, estragon, sauge, persil, sarriette, tanaisie, romarin, laurier, basilic, thym, poivre, girofle, muscade, thé, gingembre, baies de genevrier, écorce d'orange, vanille, café, ipécacuanha.

2. VASCULAIRES.

Ceux-ci agissent plus particulièrement sur le cœur, en accélérant la circulation du sang. Ce paragraphe comprendrait le quinquina et les autres fébrifuges, mais nous ne citerons que les condiments qui peuvent entrer dans la composition des bouillons. Nous plaçons dans cette subdivision pour combattre la fièvre, des substances propres à la donner. Tous les praticiens savent, en effet, que pendant le froid qni se déclare dans la fièvre avant la période de chaleur, le pouls se ralentit et la vitalité semble s'anéantir. Or donc, si par un agent quelconque, on réussit à produire un excès de vitalité au moment où le froid va se déclarer, l'accès avorte.

Aliments : Poivrons, chinois confits, salades de piloselle (nous recommandons cette salade comme antipériodique assez fidèle), chicorée amère, oignons crus, ail, angélique, cédrats, noix vertes confites, etc.

Condiments : Racines de fraisier, de potentille, de benoîte, de chardon bénit; persil, eupatoire, renouée, muscade, poivre, girofle, souci, tanaisée, verveine, joubarbe, piloselle, écorce de cerisier. C'est parmi ces substances qu'on choisira, dans le cas de fièvre périodique, pour confectionner des bouillons et des potages.

3. PNEUMONIQUES.

Ils agissent sur les organes de la respiration, les uns en tonifiant les tissus de l'organe auquel ils donnent de l'énergie, les autres en rendant aux divers fluides épaissis leur fluidité naturelle; ces derniers

rentrant dans la classe des asthénisants pneumoniques, nous ne parlerons que des premiers.

Aliments : radis, oignons crus, poireaux, poivrons
tendres, ail cuit.

Condiments : moutarde, muscade, racine d'iris de
Florence, acorus aromaticus, feuilles d'erysimum,
d'hysope, de pouillot, d'origan, thym, cresson, lierre
terrestre, fleurs d'hypericum, de lavandula-stechas,
de romarin, de sureau, baies de genevrier, benjoin.
Ils entrent dans la composition des bouillons expec-
torants contre la toux asthénique des vieillards.

0. Hypogastriques.

1. INTESTINAUX.

Cette subdivision comprend les purgatifs qui agissent en exaltant les fonctions de l'appareil biliaire
et des intestins, en produisant sur ces organes une
phlogose passagère qui augmente la sécrétion dont ils
sont chargés, en accélèrant leur force expulsive.

Il existe d'autres purgatifs qui n'agissent, au contraire, qu'en relâchant les tissus des intestins, ou en
rendant plus fluides les matières qu'ils contiennent.
Nous trouverons ceux-là dans les asthénisants intestinaux.

Remarquons ici que chaque purgatif a une propriété élective qui doit guider le praticien dans son
choix. Les huiles de creton et de ricin excitent vivement la muqueuse gastro-intestinale, la bryone agit
de même, le jalap agit de préférence sur les intestins;
l'aloès et la rhubarbe exaltent les fonctions de l'organe
biliaire, ce qui les fait préférer dans le cas de dyspepsie apyrétique. Ils produisent aussi une irritation
ou congestion sur les vaisseaux hémorroïdaux. Le séné
agit en accélérant les mouvements péristaltiques des
intestins, plutôt qu'en les irritant, car les coliques
qu'il procure sont de nature nerveuse, tandis que
les purgatifs salins accélèrent le mouvement des intestins sans produire de douleur et sans augmenter
notablement les sécrétions de la muqueuse. Le calomel
paraît agir de préférence sur le foie et sur le tube
intestinal en entier. L'action de la magnésie commence
dans l'estomac où elle se combine avec les acides qu'il
contient, pour former un sel neutre.

Aliments : prunes aigres, pulpe de tamarin, com-
potes de nerprun, pulpe de casse, miel de mercu-
riale.

Condiments : racines de polypode de chêne, de patience, de jalap, d'iris germanica, le séné, la mercurielle, le liseron des haies, les feuilles de pêcher, de

collutea, de coronille, de gratiole (drastique), fumeterre, écorce d'hyèble, de sureau (drastique), de
frêne, fleurs de rose pâle, graines de carthame, de
violettier, d'euphorbia, lathyris (drastique), de ricin,
casse, manne, scammonée, jalap.

Ces substances entrent dans la composition des
bouillons laxatifs.

2. Utérins.

Ceux-ci ont pour siège d'élection l'utérus, ce sont
les emménagogues.

Aliments : céleri, panais, carottes, oignons, poivrons, angélique, confiture d'oranges, truffes.

Condiments : Racines d'asperges, de céleri, de
persil, de roseaux, de benoîte, d'angélique, d'acorus-
calamus; feuilles de scolopendre, cerfeuil, armoise,
matricaire, tanaisie, eupatoire, marube blanc, sauge,
menthe, mélisse, sclaire, pouillot, origan, basilic, sa-
bine, fleur de lavande, seigle ergoté, safran, romarin, hypericum, graines de céleri, de fenouil, baies
de 'genevrier, écorce d'oranges, muscade, cannelle.
Ces diverses substances entrent dans la composition
des bouillons emménagogues.

3. Urinaires.

Ceux-ci sont destinés à agir sur l'appareil urinaire

en augmentant la force vitale des organes qui composent cet appareil. Il existe une autre classe de diurétiques qui agissent eu sens inverse et qui seront décrits dans les asthénisants urinaires.

Aliments: radis ou raifort des jardiniers, artichauts, angélique, cresson, capucines, câpres.

Condiments : persil, fenouil, cerfeuil, racines de chardon-rolant, de câprier, arenaire, oseille, houx, filipendule, iris, ocille, gingembre, asperges, fleurs de houblon, de genêt, de verge dorée, d'hypericum, écorce d'hyèble, de sureau, graines de carotte, etc.

Ces substances entrent dans la composition des bouillons diurétiques.

P. Glandulaires.

Ils agissent en tonifiant l'organisme et en augmentant la vitalité des organes sécréteurs. Ils se divisent en :

1º Hépatiques.

2º Mésenthériques.

3º Salivaires.

4º Néphritiques, etc.

1. GLANDULAIRES HÉPATIQUES.

Ils agissent de préférence sur le foie.

Aliments : Chicorée, cresson, capucine, carotte.

Condiments : Saponaire, houblon, mercurielle, etc.

2. GLANDULAIRES MÉSENTHÉRIQUES.

Ils agissent sur les glandes du mésenthère ainsi que sur tout le système glandulaire.

Aliments : Radis, câpres, capucines, carottes, chicorée, racine d'oseille, cresson, cerfeuil, noix confites avant la maturité, etc.

Condiments : Racines d'asperge, de fraisier, de houx, de fenouil, de saponaire, de polypode, de curcuma, aigremoine, scolopendre, fumeterre, houblon, tanaisie, tussilage, feuilles de noyer, graines de chanvre, gomme ammoniaque (dans le règne animal nous trouverions une excellente préparation de ce genre : c'est la cendre d'éponges). Ces substances entrent dans la composition des bouillons dépuratifs.

3. SALIVAIRES.

C'étaient les cialagogues des anciens; ils comprenaient le pyrètre, le gingembre, le spilentus-oleracea, et étaient employés dans les cas de paralysie de la langue.

4. NÉPHRITIQUES.

(*Voyez* : Hypogastriques urinaires.)

G. Nerveux.

C'est une partie de la classe des antispasmodiques.
Nous ne plaçons ici que les substances qui calment
l'exaltation du système nerveux par un effet révulsif
ou perturbateur, comme toutes les substances qui
contiennent une huile essentielle.

Aliments : Cerfeuil, soit en salade, soit en purée,
soit en garniture, etc., angélique confite, fleurs
d'oranger et de jasmin en dragées, dragées de graines
de céleri, de coriande , etc.

Condiments : Racines de pivoine, de valériane, d'angélique, mélisse, menthe, tanaisie, caille-lait blanc
(spécifique dans l'épileptie accidentelle), fleurs de
tilleul, de sureau, de jasmin, camomille, safran,
ambre gris.

Ces substances entrent dans la composition des
bouillons antiépileptiques.

H. Cutanés.

Ils agissent en stimulant la vitalité languissante des
cryptes cutanés. Ces agents étaient indiqués dans la
plupart des affections de la peau chez les anciens et
portaient alors le nom de dépuratif et d'antipsori-
ques. Lorsque leur effet était poussé plus loin et que
les fonctions sécrétoires de la peau étaient augmen-

tées, ils portaient alors le nom de sudorifiques et de diaphorétiques.

Aliments : Ail, oignons, radis, choux, cresson, capucine, etc.

Condiments : Crucifères, douce-amère, scabieuse, pensée, feuilles de noyer, de tussilage, patience, bardane, fumeterre, houblon, estragon, persil, moutarde.

Lorsqu'on se propose d'augmenter la sécrétion, on préfère les substances suivantes :

Squine, salsepareille, fenouil, valériane, gingembre, fleurs de sureau, de souci, d'œillet, safran, baies de genevrier, de laurier, bois de sassafras, de gayac, de buis. Ces substances entrent dans la composition des bouillons antiherpétiques. Le meilleur sudorifique est l'union du thé avec le pavot.

5. ANTHELMINTIQUES.

Ce sont des stimulants du tube intestinal qui paraissent exercer une action particulière sur les vers intestinaux. Nous trouverons d'autres anthelmintiques parmi les asthénisants.

Aliments : Poireaux, oignons, ail, ciboule, échalotte, etc.

Condiments : Absinthe, fumeterre, tanaisie, santoline, semen-contra, fleurs de pêcher, noyaux de pêche, amandes amères, cousso, huile de ricin. Ces substances entrent dans la composition des bouillons anthelmintiques.

T. Astringents.

Ils produisent une constriction sur les tissus relâchés et coagulent l'albumine renfermée dans le tube intestinal.

Aliments : Artichauts, fruits d'églantier et de cormier dont on fait les conserves de syrerodon et de cornouilles, ce qui constitue le meilleur dessert dans les cas de dévoiement chronique. Les cornouilles fraîches, écrasées dans l'eau édulcérée avec l'aleosauharum de citron, produisent une boisson très-utile contre la diarrhée aiguë. Le coing dont on fait une gelée qui remplace celle de synarodon, les nèfles, les poires et les sorbes entrent dans le régime contre les diarrhées chroniques.

Condiments : Benoîte, joubarbe, salicaire, renouée, potentille, orcanette, plantain, consoude, pervenche, ortie, pimprenelle, fleurs de grenadier, rose rouge, noix de cyprès, graines de paliure écrasées (nous recommandons spécialement les décoctions de graines de paliure dans les cas de dévoiements chroniques), noix de galle, cachou, ratania. Ces substances entrent dans la composition des bouillons astringents.

2ᵐᵉ Ordre. — ASTHÉNISANTS.

—

II. Epigastriques.

1. Gastriques.

Ce sont les aliments qui tempèrent l'ardeur de l'estomac. Ils comprennent les asthénisants gastriques proprements dits et les analeptiques.

Aliments : Nous citerons l'eau de gruau, d'orge ; la décoction blanche, les émulsions, les courges, les melons, les concombres, les fruits acidules, le petit-lait, l'oxyerat, etc. Nous citerons parmi les asthénisants analeptiques : la fécule de maïs, de café, de riz, d'orge, de pois-chiches, de glands ; les purées d'orge, d'avoine, de pain roussi, de sagou, de tapioka ; la semoule, le vermicelle, le gruau, les pommes de terre et les châtaignes.

Condiments : La guimauve, la mauve, le nénuphar, les gommes, l'acanthe, la seneçon, la poirée, les épinards, etc. Substances qui servent à préparer les bouillons tempérants.

2. Vasculaires.

Ils agissent sur le centre circulatoire en modérant l'activité de cet organe.

Aliments : Haricots verts, choux, poireaux, épinards, poirées, asperges, pois-verts, pourpier, laitue, doucette, salsifis, betteraves, carottes.

Condiments : Digitale et iberis-amara, convenable-dosés.

3. Pneumoniques.

Ils agissent en modérant l'irritabilité des bronches et en rendant l'expectoration plus facile et moins plastique.

Aliments : Choux, navets, raves, poireaux, oignons bien cuits, purées de seneçon, seneçon.

Condiments : Guimauve , tussilage , polypode , bourrache, buglosse, cynoglosse, pulmonaire, capillaire, gomme, réglisse.

Ils entrent dans la composition des bouillons pectoraux et correspondent aux albumineux du règne animal.

4. Hypogastriques.

1. Intestinaux.

Ils agissent en relâchant les intestins.

Aliments : Choux, épinards, poirées, laitue et

huiles douces, qui n'évacuent que par le grand relâchement qu'elles produisent sur les intestins et qui facilitent de cette manière le glissement des matières accumulées. Nous citerons ensuite les aliments qui ne produisent aucune évacuation et ne font que modérer l'ardeur de l'organe, tels que le riz et les fécules.

Condiments : Consoude, psilium, guimauve, etc.

2. UTÉRINS.

Ces agents asthénisants, qui ont l'utérus pour siège d'élection, tempèrent l'ardeur de cet organe.

A*liments* : Potirons, courges, melons, doucette, poirée, pourpier.

Condiments : Nénuphar, consoude, pariétaire, chiendent, émulsion de graines de pavot, de laitue et de courge.

3. URINAIRES.

Ils modèrent la chaleur fébrile de l'appareil urinaire.

Aliments : Potirons, melons, concombres cuits.

Condiments : Nymphæa, chiendent, guimauve, pariétaire, capillaire et les émulsions.

F°. Glandulaires.

Lorsque les organes sécréteurs sont le siège d'une

irritation vive, on emploie les émolients et plus particulièrement les acidules.

Aliments : Oseille, fruits acidules, pommes-d'amour.

Condiments : Vinaigre, crême de tartre et fruits acidules. Ces derniers paraissent augmenter la sécrétion des reins. Parmi ceux-ci nous citerons : les fraises, dont on fait une boisson diurétique agréable en les pétrissant avec de l'eau et le suc d'un citron, en exprimant le tout à travers un linge et en sucrant convenablement. Les fraises constituent un aliment froid qui tend à ralentir la digestion; il convient donc de ne les manger que sucrées et arrosées de bon vin rouge spiritueux. Les cerises sont propres à délayer les humeurs ; c'est à cause de cette propriété qu'elles paraissent avoir guéri plusieurs maniaques ; on en fait une gelée en faisant cuire ensemble quinze parties de cerises et douze de sucre pilé et en passant au tamis. Les oranges se servent coupées à tranches avec du vin et du sucre. Le citron modère l'action des viandes excitantes ; il est donc utile d'en exprimer sur les jambons glacés, saucissons et viandes noires ; on en fait un sirop très-utile dans les bronchites inflammatoires aiguës. Le melon est un autre aliment froid qui ne doit se manger qu'avec les viandes pour modérer son action asthénisante, sans quoi l'abaissement de température qu'il procure à l'estomac en ralentit les fonctions et produit la fermentation acide. Il en est de même des fruits suivants : la groseille, dont la gelée se fait comme celle des cerises (il est bon d'y ajouter quelques framboises); les framboises, dont la gelée se fait de la même manière, en y ajoutant de la groseille, qui, contenant beaucoup plus de pectine, rend la gelée plus ferme; les mûres, dont on fait un sirop de vertu fort équivoque dans les circonstances où il est employé, et qui devrait être remplacé par le sirop de suc de joubarbe; les raisins, qui sont un des meilleurs désobstruants quand ils sont pris à jeun et qu'on a soin de s'abstenir de tout autre aliment pendant trois heures au moins; les prunes, dont l'action est la même, mais se porte de préférence sur les intestins.

2. Nerveux ou Sédatifs.

C'est ici la place des véritables antispasmodiques, puisque les condiments de cette classe tendent à éteindre la propriété sensitive du système nerveux.

Quant aux aliments, nous n'en connaissons pas de spéciaux. Les condiments qui s'associent aux aliments asthénisants en général sont les suivants : jusquiame, datura-stramonium, belladone, mandragore ciguë,

pavot, primevère, cynoglosse. Convenablement dosés,
ils entrent dans la composition des bouillons anti-
névritiques.

8. Anthelmintiques.

Aliments : Concombres, pourpier, poireaux, choux,
potirons, melons, raisins frais pris à jeun et en
quantité.

Condiments : Semences froides, racine de fougère
mâle, cousso.

BOISSONS.

Les boissons sont tantôt aqueuses, tantôt spiritueuses. Parmi les premières nous placerons l'hydromel, sthénisant intestinal dont voici la formule :

> Miel. . . . . 2 parties.
> Mercurielle. . . . . 2 »
> Eau. . . . . . , ... 16 »

Faites bouillir et enlevez l'écume; cet hydromel
évacue en augmentant la sécrétion et le mouvement
péristaltique des intestins.

L'eau sucrée acidulée avec l'eau de Rabel constitue
un asthénisant très-utile dans les cas d'hémoptysie et
de métrorrhagie avec fièvre.

L'eau à laquelle on ajoute, par litre, une cuillerée
de vinaigre neutralisé par l'ammoniaque (esprit de
Minderenus), fournit un sthénisant glandulaire employé comme antibilieux et antiputride.

L'exyerat ou l'eau acidulée par le vinaigre est un
asthénisant vasculaire.

Le vinaigre pur et à petite dose sert à modérer la
soif chez les hydropiques soumis à la diète sèche, et

donne de bons résultats lorsqu'il y a albuminérie : c'est un sthénisant glandulaire qui ne convient pas aux nourrices, parce qu'il rend leur lait susceptible de s'aigrir dans l'estomac de leurs nourrissons ; il est nuisible aux personnes maigres, aux pneumoniques et aux vieillards ; continué pendant longtemps, il phlogose les organes sécréteurs, atrophie le tissu cellulaire, produit une maigreur extrême et le marasme.

On emploie le vinaigre pur, à la dose d'une cuillerée, pour arrêter le hoquet qui survient après le repas.

Nous ne passerons pas sous silence les tisanes qu'on devrait autant que possible remplacer par les teintures végétales spiritueuses étendues d'eau, comme je fais souvent dans ma pratique.

Voici quelques formules de boissons classées d'après leurs propriétés électives.

ORDRE DES STÉNISANTS.

Sténisant gastrique.

VIN TONIQUE.

Fleurs de houblon. . ⎱
Baies de genièvre . . ⎰   *Aa.* 15 grammes.

Faites infuser dans un litre de vin rouge; employé contre la dyspepsie asthénique.

Sthénisant vasculaire.

VIN HÉMOSTATIQUE.

Poudre de racine de benoîte (guemur-
    banum). . . . . 60 grammes.
Vin rouge. . . . . 1 litre.

Laissez infuser vingt-quatre heures. Ce vin agit en tonifiant le tissu vasculaire relâché dans les dyssente-ries et les hémoptysies asthéniques.

Sthénisant pneumonique.

VIN EXPECTORANT OU TEINTURE DE FULLER.

Extrait de réglisse. . . 30 grammes.
Faites dissoudre dans 185 grammes d'eau et ajoutez :

Vin liquoreux . . . . . 1 litre.

Fleurs de stechas.,. . . .   4 grammes.

Cochenille pulvérisée. .   2   »

Employé dans la bronchite chronique des vieillards.

Sthémisant vasculaire gastrique.

EAU FERRUGINEUSE ACIDULE.

On prépare d'abord un tartrate acidule de protoxide de fer de la manière suivante :

Acide tartrique. . . . . .   4 parties.

Eau.   32   »

Faites dissoudre et ajoutez :

Carbonate de fer. . . . . .   2 parties.

Faites bouillir cinq minutes et filtrez. Une cuillerée de ce tartrate acide, par litre d'eau, constitue l'eau minérale ferrugineuse employée dans les cas de chlorose, d'aménorrhée, de dyspepsie asthénique, etc. Cette eau rend le sang riche en hématine et constitue la boisson ferrugineuse la plus agréable.

Sthémisants intestinaux.

PETIT-LAIT LAXATIF.

Graines de carthame. .   60 grammes.

Sucre   60   »

Oleosaccharum d'aman-

des amères. . . . . . .   s. q.

Pilez dans un mortier et ajoutez un litre de petit-lait. Passez à l'étamine. Il est laxatif, agréable à prendre par verres, à jeun.

BIÈRE LAXATIVE.

Feuilles de pêcher. . .   90 grammes.

Eau. 250   »

Faites cuire, coulez et ajoutez un litre de bière. A prendre quelques jours après.

Sthémisants urinaires.

VIN BLANC DIURÉTIQUE.

Graines de persil pilées.   15 grammes.

Vin blanc. . . . .   1 litre.

Employé dans les rétentions d'urine par atonie.

VIN DIURÉTIQUE.

Ecorce de racine de câprier.   4 grammes.

Vin blanc . . . .   1 litre.

Laissez macérer deux jours : cette boisson a été employée contre les leucophlegmasies et engorgements chroniques des viscères. On fait avec la racine d'artichaut dans la bière, une boisson analogue.

VIN ANTINÉPHRITIQUE.

Graines de carottes pilées. .   4 grammes.

Vin blanc doux. . . . . . .   1 litre.

Laissez infuser vingt-quatre heures.

Ce vin a souvent calmé les coliques néphritiques par un effet perturbateur analogue à celui du camphre, de l'essence de jasmin et autres sthénisants nerveux.

BIÈRE ANTINÉPHRITIQUE.

Arénaire (Arenaria agregata). 125 grammes.

Bière. . . . . 1 litre.

Laissez macérer quarante-huit heures.

Un maître d'hôtel d'Anduze était atteint de coliques néphritiques très-violentes ; après l'avoir traité pendant longtemps par les antiphlogistiques et les narcotiques qui ne produisaient qu'un effet palliatif, je le mis à la tisane d'arénaire ; il rendit le même jour beaucoup de gravier ; le plus gros qui fut éliminé dans la nuit était un polyèdre irrégulier de huit millimètres. Je pourrais citer trois exemples semblables. Les queues ou pédoncules des cerises jouissent d'une propriété analogue.

Sthénisant glandulaire-mammaire.

PETIT-LAIT GALACTOPOÏÉTIQUE.

Graines de fenouil. . . 12 grammes.

Graines de coriandre. . 8   »

Ipécacuanha . . . . . . 10 centigrammes.

Broyez et ajoutez peu à peu un litre de petit-lait ;

sucrez convenablement et filtrez. Il stimule la vitalité des glandes mammaires. A prendre par tasses dans la journée.

Sthémisants glandulaires.

EAU D'HYPOSULFITE DE SOUDE.

Hyposulfite de soude. .   4 grammes.
Eau distillée 185   »

Une cuillerée par litre d'eau, comme boisson habituelle; ranime les fonctions du système lymphatique et par suite de la peau.

J'ai retiré d'excellents effets de l'usage de cette eau dans un cas de psoriasis diffusa, qui, fixé aux mains, avait résisté pendant cinq ans à plusieurs traitements et aux eaux de Fonsange. Les ongles de la malade, ruqueux et racornis, poussaient lisses et polis deux mois après le commencement du traitement.

EAU DE NOYER.

Feuilles de noyer pilées. 125 grammes.
Alcool. 185   »

Laissez macérer pendant vingt-quatre heures dans un appareil à déplacement. Déplacez par l'eau. Une cuillerée de cette préparation par litre d'eau sucrée. Contre les affections scrofuleuses et teigneuses.

PETIT-LAIT ANTIICTÉRIQUE.

Graines de chanvre. . .   30 grammes.

Pilez dans un mortier avec :

Oleosaccharum de grai-
> nes de carotte   4   »

Sucre   60   »

Ajoutez :

Petit lait . . . .   1 litre.

Passez à la chausse. Cette boisson sert à ranimer les fonctions du foie.

Sthénisant nerveux.

Une cuillerée de sirop d'éther par litre d'eau.

Sthénisant cutané.

Une cuillerée d'alcoolature de douce-amère par litre d'eau.

Sthénisant anthelmintique.

Une cuillerée à café d'huile éthérée de fougère mâle par litre d'eau, ou bien une infusée de poudre de racine de fougère à la dose de 60 grammes par litre de vin.

Sthénisant astringent.

Teinture de cachou, une cuillerée par litre d'eau, ou de vin rouge, ou de vin de rathania, etc.

ASTHÉNISANTS.

Hypogastrique gastro-intestinal.

PETIT-LAIT TEMPÉRANT.

Pulpe de pomme-reinette. 125 grammes.
Petit-lait. . . . . 1 litre.
Faites bouillir une heure et coulez. Employé dans les stomatites, amygdalites et entérites inflammatoires.

Ou bien deux cuillerées de crême de lait par litre d'eau fortement agités ensemble.

PETIT-LAIT ANODIN.

Graines de pavot. . . . . 16 grammes.
Oleosaccharum de jasmin. *s. q.*
Broyez et ajoutez peu à peu un litre de petit-lait; passez à l'étamine.

Employé dans les entérites opiniâtres.

Pour composer les autres boissons de cet ordre, voyez le chapitre des aliments asthénisants.

BOUILLONS.

ORDRE DES STHÉNISANTS.

A. Epigastriques.

Sthénisant vasculaire.

Bouillon fébrifuge.

Faites cuire dans du bouillon de viande une forte poignée de piloselle, une pincée de chicorée, de racines de persil et de potentille rampante, un peu de muscade, coulez et donnez en deux tasses, l'une demi-heure avant l'accès, l'autre deux heures après. Ce bouillon suffit dans la plupart des cas de fièvre quarte pour faire cesser les accès.

Sthénisant pneumonique.

Bouillon d'escorgot de vigne (helix aspersa).

Faites cuire dans trois verres d'eau douze escargots dépouillés et lavés, avec dix jujubes écrasées, dix amandes pilées et pelées, bourrache, laitue, pimprenelle, polygala, cerfeuil, cresson, erysimum, aigremoine, une pincée de chaque, un peu d'oignon roussi, une carotte, un peu de pain brûlé, du sel et du beurre; de plus ajoutez 8 ou 10 grammes d'yeux d'écrevisses pilés ou même quantité de phosphate de chaux; coulez et divisez en deux prises à prendre à deux heures d'intervalle des repas, dans les cas de pneumonie asthénique.

Autre.

Au lieu d'escargots, prenez cinq grenouilles écorchées, vidées et décapitées. Pilez dans un mortier avec 8 grammes de phosphate de chaux, jujubes et raisins secs, une pincée. Faites cuire cette pâte dans trois verres d'eau avec cerfeuil, polygala, erysimum, bouillon blanc, lierre terrestre, une pincée de chaque. Ajoutez une poignée de capillaire, un petit brin de thym ou d'hysope, une carotte, un peu de croûte de pain brûlé, un peu d'axonge ou du beurre et du sel; coulez et divisez en deux prises à prendre dans l'intervalle des repas, contre les bronchorrhées chroniques.

B. Hypogastriques.

STHÉNISANT UTÉRIN.

Bouillon emménagogue.

Faites cuire dans trois verres de bon bouillon :

Racine de benoîte, calamus-aromaticus, scolopandre, cerfeuil, menthe, armoise, une pincée de chaque; ajoutez un peu de safran, 8 grammes de carbonate de fer, carotte, pain brûlé; salez convenablement et divisez en deux prises.

STÉNISANT URINAIRE.

Bouillon diurétique.

Dans trois verres de bouillon bien dégraissé faites cuire : racines de fenouil, de persil, de câprier, de chardon-roland, d'oseille, d'asperges, une pincée de chaque; ajoutez : fleurs de houblon, d'hypericum et graines de carotte, également une pincée de chaque : poudre de seille et gingembre, dix centigrammes de chaque, divisez en deux prises à prendre à deux heures d'intervalle des repas dans l'ictère, etc.

STÉNISANT INTESTINAL.

Bouillon laxatif.

Faites cuire dans du bouillon fait avec des boyaux, ou avec une tête d'agneau, convenablement assaisonné et salé, une petite poignée de feuilles de pêcher et de mercurielle, une pincée de racine de polypode de chêne, deux cuillerées de graines de carthame pilées,

quinze grammes de casse écrasée et autant de sulfate
de soude. Divisez en deux parties, l'une à prendre
trois heures avant déjeûner, l'autre trois heures avant
dîner, dans les cas de leucophlegmasie chronique.

C. Glandulaires.

Sténisant glandulaire.

Bouillon résolutif.

Faites cuire dans trois verres d'eau une demi-cer-
velle de mouton, avec chicorée, laitue, cerfeuil, une
pincée de chaque : fleurs de houblon, quatre grammes; carotte râpée, une cuillerée de graines de chanvre pilées. Ajoutez un peu d'oignon roussi et de pain
brûlé, deux grammes de sel ammoniac, un peu de
beurre ou de graisse; salez convenablement et divisez
en deux prises à prendre à trois heures d'intervalle
des repas. Hépatite chronique, etc.

D. Cutané.

Bouillon antiherpétique.

Délayez d'une part un jaune d'œuf dans un verre
d'eau froide; d'autre part, faites cuire dans deux verres d'eau une petite cuillerée de graines de moutarde
écrasées, une pincée de cresson, de cochlearia, de

fleurs de houblon, de fleurs de pensée; une forte pincée de feuilles de tussilage, un peu de douce-amère,
un peu d'axonge, une carotte, un peu de croûte de
pain brûlé. Salez, et ajoutez la solution de jaune
d'œuf. Divisez en deux prises à prendre avant les
repas. On peut ajouter un gramme d'hyposulfite de
soude.

Ce bouillon est employé dans les maladies de la peau
par asthénie.

E. Anthelmintique.

Bouillon vermifuge.

Pilez dans un mortier six amandes amères pelées,
huit graines de ricin, avec quinze grammes de coral-
line; faites cuire dans trois verres d'eau avec oignon,
poireau, ciboule, échalotte, feuilles de pêcher, une
pincée de chaque; une feuille d'absinthe, un peu de
tanaisie ou de santoline, une petite croûte rôtie, une
carotte, un peu de lard et du sel. Divisez en deux
prises à prendre : l'une trois heures après le repas
du soir, et l'autre trois heures avant le déjeûner.

Employé contre le tœnia. Pendant ce traitement,
l'on guette l'instant où l'on aperçoit dans les selles
des fragments du ver, et l'on prend immédiatement

trente grammes d'huile de ricin. Cette méthode m'a parfaitement réussi.

G. Astringents.

Pilez dans un mortier une poignée de joubarbe des toits, avec dix graines de paliurus-aculeatus dépouillées de leur enveloppe spongieuse : faites cuire dans trois verrées d'eau, avec : benoîte, potentille, consoude, plantain, pimprenelle, une pincée de chaque; un peu d'oignon brûlé, un peu d'axonge, du sel et 4 grammes d'extrait de rathania. Divisez en deux doses à prendre entre les repas dans les cas de diarrhée chronique asthénique.

Pilez six écrevisses avec un jaune d'œuf; délayez à l'eau froide; faites cuire dans trois verres d'eau avec : cerfeuil, plantain, racine de consoude, une pincée de chaque; un peu d'oignon brûlé, un clou de girofle, une cuillerée à café de beurre ou d'axonge, un gramme de cachou et douze grammes de phosphate de chaux ou de poudre d'yeux d'écrevisses. Salez, coulez et divisez en deux prises. Ce bouillon est employé contre les diarrhées asthéniques non chroniques.

ORDRE DES ASTHÉNISANTS.

—

A. **Epigastriques.**

ASTHÉNISANT GASTRIQUE.

Bouillon analeptique d'écrevisses.

Prenez : six écrevisses, six escargots, huit jujubes; pilez dans un mortier de marbre et faites cuire dans trois verres d'eau avec : maigre de veau, 20 grammes, une cuisse de volaille, un cartilage de bœuf, écumez et ajoutez : une carotte, un peu d'oignon brûlé, une petite pomme de terre râpée, un fragment de pain roussi, une pincée de basilic ou un peu de noix muscade. Coulez à travers un tamis et divisez en deux doses à prendre à deux heures d'intervalle des repas. Dans la phtisie au deuxième degré et dans les gastrites chroniques.

ASTHÉNISANT VASCULAIRE.

Bouillon tempérant.

Mou de veau, 180 grammes; six écrevisses, pimprenelle, épinards, laitue, poirée, pourpier, une forte pincée de chaque; ou bien, courges et concombres, 180 grammes, une carotte, un petit fragment de lard ou de beurre, 20 centigrammes de feuilles de digitale. Salez convenablement et faites prendre en deux doses, deux heures avant les repas. Contre les affections sthéniques du cœur.

ASTHÉNISANT PNEUMONIQUE.

Bouillon béchique anodin.

Prenez six écrevisses, six escargots lavés, huit jujubes ; pilez dans un mortier de marbre et faites cuire dans trois verrées d'eau avec un peu de beurre ou d'axonge ; ajoutez un bouquet fait avec : bourrache, poireau, pourpier, laitue, épinards, doucette, chicorée, cerfeuil, fenouil, polygale, aigremaine, une pincée de chaque ; une carotte, un peu de thym ou de basilic, deux grammes de pavot ; salez convenablement.

Excellent bouillon à prendre entre les repas contre la bronchite aiguë. On peut faire ce bouillon aux choux rouges et aux raves et l'employer chez les phtisiques.

Même bouillon aux raves.

Prenez huit amandes pelées, huit jujubes, cinq écrevisses ; pilez dans un mortier de marbre et faites cuire dans deux verrées d'eau, avec une carotte, un peu de beurre et d'axonge.

D'autre part, faites bouillir des tranches de raves salées dans un pot de la contenance d'un verre, jetez la première eau et remplacez-la par de l'eau douce. Laissez cuire parfaitement avec : un peu de cerfeuil ou de noix muscade, ajoutez le tout au bouillon d'écrevisses : laissez bouillir demi-heure et coulez au tamis, pour diviser en deux prises à prendre à trois heures d'intervalle des repas.

Ce bouillon convient dans les bronchites aiguës et dans la période aiguë de la phtisie. On peut remplacer les raves par les choux rouges ou autres.

B. Hypogastriques.

ASTHÉNISANT INTESTINAL.

Bouillon laxatif de boyaux.

Faites cuire dans du bon bouillon de boyaux des potirons qu'on réduit en purée, ou des concombres avec une pincée de graines de courge pilées et trente grammes de manne.

Employé contre la constipation sthénique des personnes d'un tempérament sanguin et contre les hémorrhoïdes douloureuses.

Asténisant utérin.

Même bouillon que ci-dessus, en supprimant la manne.

Asténisant urinaire.

On ajoute au bouillon ci-dessus les émulsions de graine de laitue, de pavot, etc., avec chiendent, nymphæa, capillaire.

Employé contre la cystite sthénique.

C. Anthelmintique.

Ajoutez à une purée de courges les semences froides, du pourpier, racine de fougère mâle, etc.

Cet anthelmintique est employé de préférence lorsque les intestins sont dans un état de phlogose.

Tous ces bouillons peuvent être modifiés selon le besoin, en suivant les principes tracés dans chaque paragraphe de classification.

EXEMPLES

DE

TRAITEMENT PAR LE RÉGIME.

OBSERVATIONS

DE TRAITEMENT PAR LA DIÈTE SÈCHE.

Nᵒ 1.

M. B..., domicilié à trente lieues d'Anduze, sa ville natale, était atteint depuis près d'un an d'un asthme suffoquant qui l'obligeait à passer une partie de la nuit assis sur son séant : il y avait de plus aux jambes, œdème considérable; fatigué de cet état qui ne faisait qu'empirer tous les jours, il se décida à venir chez lui et me consulter sur ces symptômes qui l'inquiétaient. D'après mes investigations, j'étais porté à croire que l'état du malade était dû à un commencement d'hydropertrophie du cœur. La cause de cette affection me paraissant être un travail trop sédentaire, voici ce que j'ordonnai pour enrayer la marche de la maladie.

Le malade prendra pour toute boisson de la tisane d'arénaire coupée avec du lait; il se purgera demain avec l'électuaire de Fouquier, et pendant les trois jours suivants prendra à six heures du matin une tasse de l'apozème des cinq racines apéritives, une autre à dix heures du matin et une troisième à trois heures de l'après-midi. Une heure après chaque apozème, il prendra une prise de la poudre suivante :

Poudre de digitale. . .   20 centigrammes.

Assa-fœtida.   10   »

Nitrate de potasse. . . .   20   »

Mêlez et divisez en trois prises égales.

Tous les soirs les jambes seront enveloppées avec un linge trempé dans de l'eau de moutarde filtrée au linge, on appliquera immédiatement sous le sein gauche l'emplâtre suivant que l'on camphrera :

Epispastique amidonné récent avec sublimé corrosif . . . .   20 centigrammes.

Cet épispastique contient un quart d'amidon.

On frictionnera soir et matin entre les épaules et au-devant de la poitrine avec l'huile ammoniacale cantharidée; on fera souvent avec la teinture de digitale des fomentations au creux de l'estomac et aux plis des cuisses.

Pendant quelques jours, le malade ne mangera que

du pain séché au four, des échaudés, des oignons crus, des croûtes de pain frottées d'ail, des grains de café brûlés, du cacao, des amandes rôties, des croquants ou des macarons. Au bout de quelques jours, on pourra ajouter à ce régime toutes sortes de jardinages en fritures. Ce régime seul est permis au malade.

Le troisième jour, l'enflure avait diminué jusqu'au dessous du genoux; le cinquième, elle n'existait que jusqu'aux malléoles. Deux jours plus tard, l'enflure avait totalement disparu, la respiration était libre et le malade pouvait dormir couché, quoiqu'il existât encore, à la moindre fatigue, de violentes palpitations. Elles disparurent par l'usage prolongé et gradué de la digitaline.

N° 2.

Le 15 janvier 1353, la femme L..... me fit appeler. Je la trouvai dans l'état suivant : pouls lâche, peau plutôt fraîche que chaude, en proie à une toux fatigante, avec lienterie, oppression, tympanite, œdème des jambes, insomnie, faiblesse extrême. Elle était affectée d'une hépatite chronique.

Je prescrivis : un potage très-léger pour nourriture, deux bouillons de boyaux avec trente grammes de cloportes lavés, à prendre à dix heures du matin et à trois heures du soir ; de plus : tisane de racine de sapenaire, six sangsues à la région du foie ; deux jours après : emplâtre fondant de Lamotte, épispastique à la jambe droite, et une petite cuillerée de sirop de morphine à prendre le soir en se couchant.

Le 20, une violente fièvre se déclare, le ventre présente des phénomènes de fluctuation, le pouls devient vif, la peau chaude, les urines sont supprimées. Je prescris pendant trois jours l'apozème des cinq racines apéritives.

Le 25, même état ; l'oppression augmente. Je fais donner à la malade 1 gramme 50 centigrammes d'électuaire de Fouquier, et du lait pour toute nourriture.

Le 7 février, l'oppression n'existe presque plus, la fièvre est moins forte, mais l'ascite est manifeste.

Le 11, je permets, à part le lait, les échaudés, le pain sec, les amandes rôties, le cacao torréfié, les oignons crus, etc.

Le 21 mars la fièvre a presque disparu, l'ascite persiste, les urines sont albumineuses. Je prescris pendant trois jours l'apozème des cinq racines apéritives. La malade mange toute espèce de fritures sèches, de petits poissons frits, etc.

Le 24, les urines sont toujours albumineuses et de plus en plus rares. Je prescris, pour combattre l'albu minerie, une cuillerée à café de la solution suivante, à prendre par verre de lait :

>Acide chlorhidrique. . . . .   16 gouttes.
>
>Eau distillée. . . . . 155 grammes.

Cette solution me donne des résultats étonnants. Deux jours après, la malade est mieux; les urines plus limpides, sont en même temps plus abondantes; l'albuminerie a disparu.

Le 16 juin, les urines coulent en plus petite quantité, quoiqu'elles soient encore limpides; le ventre est distendu par le liquide qu'il contient, l'état général est assez bon, quoiqu'il y ait constipation. Je prescris l'électuaire de Fouquier à prendre le lendemain, à la dose d'un gramme et demi.

Le 27, le ventre a diminué de volume, l'état général se maintient, les urines sont encore rares. J'ordonne :

>Poudre de digitale. . . .   1 gramme.
>
>Sucre de lait.   4   »

à broyer et diviser en vingt-quatre paquets à prendre en augmentant chaque jour la dose. A dater de cette époque, le mieux continue et les urines deviennent chaque jour plus abondantes. Depuis lors, j'ai revu la malade qui jouit d'une bonne senté.

***

Emploi de l'acide chlorhydrique contre l'albuminerie.

Je fus appelé, le 13 juillet dernier, dans la commune de Corbès, pour donner mes soins à la femme B...., que je trouvai assise dans son lit et sur le point d'étouffer à cause d'une dyspnée atroce. Elle avait la face bouffie, le teint terreux, les lèvres livides, et les ongles cyanosés. Elle ne pouvait ni parler, ni expectorer. Maigreur extrême, ventre flasque, région épigastrique distendue et œdémateuse à cause d'un hydrotherax, foie engorgé et dépassant de beaucoup les dernières côtes.

Je prescris sur-le-champ un gramme et demi d'électuaire de Fouquier, ensuite quelques cuillerées de décoction blanche, quelques cuillerées de tisane d'érysimum, la malade ne pouvant, sans suffoquer, avaler à la fois plus d'une cuillerée de liquide. De plus, je fais appliquer à la région du foie un épispastique malaxé avec trente centigrammes d'amidon et vingt-cinq centigrammes de sublimé corrosif.

Le 20 du même mois, la malade se trouve un peu mieux et peut rester couchée : les jambes sont enflées, la bronchorrhée est puriforme et l'expectoration plus facile. Lait pour toute boisson, et, de plus, sirop béchique et balsamique.

Le 23, le ventre est ballonné, il y a épanchement séreux dans l'abdomen, l'enflure épigastrique a presque disparu, les urines sont albumineuses. Je fais ajouter dans chaque verre de lait une cuillerée à café de la solution suivante :

Acide chlorhydrique. . 10 gouttes.

Eau distillée . . . . . . 125 grammes.

Le 27, par l'emploi de cette solution, l'albuminerie a disparu ; la malade souffre peu, mais se trouve très-faible. Je lui prescris, à part le lait, la diète sèche et toute espèce de fritures. Malgré la disparution de l'albuminerie, l'ascite fait des progrès, l'infiltration gagne les membres inférieurs, et la gravité des lésions intérieures nous enlève tout espoir de guérir la malade.

OBSERVATIONS

*De guérisons obtenues par l'hyposulfite de soude et
l'iodure d'hyposulfite de soude.*

—

N° 1.

Fluxion chronique au nez, avec gerçure.

M. M...., d'Anduze, était atteint depuis longues
années d'une fluxion au nez avec gonflement, rougeur
et fissure à la commissure des narines; la face était
bouffie et bourgeonnée.

Je prescris pour toute boisson de l'eau préparée
avec une cuillerée par litre de la solution suivante :

     Hyposulfite de soude. .   4 grammes.

     Eau distillée. 185   »

Je fais panser la gerçure du nez avec le cérat suivant :

     Glycérine. . . . .   4 grammes.

     Axonge . . . . . , . . . 12   »

     Carbonate de plomb . . 20 centigrammes.

     Eau de roses. 75   »

Mêlez.

Dans l'espace d'un mois la peau était devenue lisse, la gerçure et le gonflement fluxionnaire du nez avaient disparus. Depuis trois ans, il n'y a pas eu récidive.

N° 2.

GLAUCOME AVEC CÉPHALALGIE FRONTALE.

Madame B...., de Saint-Félix, d'un tempérament scrofuleux, était atteinte, en 1851, d'un glaucome commençant, avec céphalalgie frontale habituelle. Prescriptions : sangsues à la cuisse gauche, épispastique malaxé avec un quart d'amidon à la cuisse droite, où l'on doit le laisser à demeure. Lotions réitérées et bains locaux aux yeux avec la solution suivante :

> Hyposulfite de soude. .   4 grammes.
> Eau distillée 185   »

Ne boire que de l'eau à laquelle on aura ajouté une cuillerée de cette même solution par litre d'eau. Prendre chaque jour un bain avec de l'eau dans laquelle on aura éteint une forte pellée de braise de charbon de terre. Eviter le grand jour, et lorsque la céphalalgie aura diminué, faire soir et matin une friction sur le front avec la pommade suivante :

Vératrine. . . . . 10 centigrammes.

Axonge. . . . . 12 grammes.

Appliquer un cautère à la jambe et laisser guérir celui que la malade portait au bras. La céphalalgie a disparu et il ne reste aujourd'hui qu'une légère tache à la cornée.

N° 3.

PTYRIASIS CHRONIQUE AVEC FURFURES BLANCS.

Appelé auprès de M. A...., de Pierremale, atteint de ptyriasis chronique avec furfures blancs, situé sur la tête et sur une grande partie du tronc, je le traitai de la manière suivante :

Pour toute boisson, de l'eau à laquelle on ajoutait une cuillerée par litre de la solution suivante :

Hyposulfite de soude. . 4 grammes.

Eau distillée 185   »

On fit un pansement soir et matin sur toutes les
parties que l'éruption avait atteintes, avec :

Glycérine. . . . . 12 grammes.
Cérat 36   »
Carbonate de plomb . . 75 centigrammes.
Camphre 50   »

Pour toute nourriture, des crucifères, des œufs,
des viandes blanches.

Au bout d'un mois le malade était guéri.

- - -

N° 4.

ULCÈRE DARTREUX.

Un propriétaire de nos environs était atteint depuis
plusieurs années d'un ulcère dartreux à la jambe, qui
était un peu variqueuse. Le mal s'était déclaré à la
suite d'une violente contusion. Je lui ordonnai la
boisson suivante, d'une manière exclusive :

Hyposulfite de soude. .   4 grammes.
Eau distillée. 185   »

Une cuillerée par litre d'eau.

Son régime fut végétal; purgation tous les huit jours. La jambe fut pansée toutes les nuits avec un cataplasme de fécule de pommes de terre, cuite en forme de gelée, et pendant le jour avec des compresses enduites du cérat suivant :

> Onguent rosat. . . . . .   8 grammes.
> Glycérine.   4   »
> Carbonate de plomb . .   10 centigrammes.

Dès que la transsudation de l'ulcère eut disparu, la jambe fut enduite d'une couche de collodium.

Guérison au bout d'un mois.

Lorsque ces ulcères sont invétérés et variqueux, j'emploie le cérat suivant :

> Axonge lavée et récente. . .   60 grammes.
> Précipité blanc   1   »
> Essence de thym. . . . . . .   1 goutte.

Battez pendant longtemps jusqu'à parfaite blancheur. Les effets de ce cérat sont surprenants par la promptitude avec laquelle la plaie est heureusement modifiée. C'est un remède secret dont j'ai découvert la formule exacte au moyen d'une analyse minutieuse de cet onguent, pris chez divers malades abandonnés par l'art et guéris par ce seul moyen, dont un pharmacien étranger avait acquis le monopole.

Nº 5.

PSORIASIS.

Madame P...., lorsque je la vis pour la première fois, portait au bras une tumeur scrofuleuse située au-dessus du biceps, et un psoriasis avait envahi plusieurs doigts des deux mains. Il y avait tuméfaction, rugosité des ongles et suppuration à l'insertion de quelques-uns d'entr'eux.

Je fais immédiatement appliquer un emplâtre de Lamotte sur la tumeur, qui diminue notablement dans la huitaine. Cette diminution est accompagnée de la formation d'un abcès que je fais panser avec la pommade suivante, dont je me sers aussi pour les doigts :

    Cérat . . . .   12 grammes.
    Glycérine   4   »
    Carbonate de plomb . .   25 centigrammes.
    Deutoiodure de mercure   5   »

Je donne à la malade pour toute boisson l'eau minérale préparée avec une cuillerée, par litre d'eau, de la solution suivante :

Hyposulfite de soude. .   4 grammes.

Iode. . . . . 50 centigrammes.

Eau. . . . . 185 grammes.

Le douzième jour, la plaie du bras est cicatrisée, l'affection des doigts a presque disparu, et les ongles, dont la substance a été régénérée, poussent lisses et polis.

Au mois de juillet dernier, cette dame, qui avait depuis un mois cessé l'usage de la boisson ci-dessus, a vu l'ongle de l'index repousser ruqueux. Ayant repris son traitement, il est repoussé lisse bientôt après.

* * *

N° 6.

Le 8 mars dernier, je fus appelé par le fils B...., dont la maladie présentait les symptômes suivants :

Engorgement des glandes et abcès fistuleux situés sur divers points de la face, et tumeur au genou. Cette affection était évidemment de nature scrofuleuse, et ce résultat d'une diathèse ne pouvait guérir qu'en employant des moyens propres à modifier l'état général. Je m'arrêtai aux suivants :

J'ouvris d'abord l'abcès du genou ; je donnai au malade pour toute boisson de l'eau minérale préparée avec la solution iodée d'hyposulfite de soude, à la dose d'une cuillerée par litre d'eau. Je fis panser trois fois par jour la plaie du genou avec du cérat, après avoir frictionné la tumeur avec la pommade suivante :

> Iodure de plomb. . . . . 4 grammes.
> Deutoiodure de mercure. 10 centigrammes.
> Axonge . . . . 15 grammes.

Je prescrivis de prendre tous les soirs une cuillerée de la solution ci-dessous :

> Chlorhydrate de baryte. 15 centigrammes.
> Eau distillée . . . . 155 grammes.

Le malade prenait aussi chaque matin, avant de se lever, une cuillerée d'huile de foie de morue. Il se purgeait tous les huit jours avec 60 centigrammes de résine de jalap dans une petite tasse de café. Je fis laver deux ou trois fois par jour les plaies de la face avec de l'eau-de-vie saturée de sel de cuisine. Je lui défendis de dormir la figure sur les couvertures, de manger du porc salé, des pommes de terre, des châtaignes et autres farineux.

Au bout d'une quinzaine de jours, l'état général du

malade était beaucoup plus satisfaisant; quant à l'état local, la tumeur de la jambe avait entièrement disparu, et à la place qu'elle occupait, une transsudation séreuse s'écoulait par une ouverture imperceptible, dont j'opérai l'obstruction au moyen d'un trochisque de deutoiodure de mercure agglutiné avec de la mie de pain frais. Les autres abcès fistuleux étaient presque cicatrisés. Au bout d'un mois, il ne restait aucune trace de la maladie.

TRAITEMENT

PAR LA CHAIR CRUE.

Nous avons dit que les fibrineux étaient d'autant plus faciles à digérer qu'ils étaient moins cuits. Voici quelques observations à ce sujet :

N° 1.

Epuisement général.

Mademoiselle M...., par l'effet direct d'une vive peine morale, se trouvait depuis près d'un an dans un état de prostration et de dépérissement difficile à dépeindre. Décubitus sur le dos, fatigue au moindre mouvement, langue continuellement jaune serin, mais non amère; la malade n'accusait aucune douleur, et soutenait être fort bien portante; les aliments ne paraissaient pas la gêner, mais l'assimilation n'avait pas lieu; constipation opiniâtre.

Chaque repas de la malade fut composé d'abord d'une once de viande à peine cuite; plus tard, totalement ment crue; un peu de potage et une cuillerée de vin de Malaga complétaient le repas.

Au bout de quinze jours de ce régime, la malade reste levée une partie de la journée : à trois heures d'intervalle des repas, elle prenait une tasse de thé. Je prescris alors un lavage à l'eau froide le long de la colonne vertébrale, chaque matin au saut du lit. La malade doit ensuite s'habiller vivement et faire une promenade en plein air. Les forces augmentent graduellement et les causes morales n'existant plus bientôt après, la malade se rétablit.

N° 2.

GASTRALGIE.

M. G...., maître tailleur, était tourmenté depuis près d'un an d'une gastralgie incessante, quoique peu vive, avec céphalalgie. L'appétit était nul, le pouls se laissait déprimer, la langue habituellement blanche et sèche, l'épigastre sensible à la pression, il y avait constipation.

Ce malade ayant vainement essayé pour sa guérison l'emploi des évacuants, des absorbants, des antiphlogistiques et des anodins, se trouvait dans un état de dépérissement alarmant. Cette affection me paraissait de nature purement asthénique et survenue à la suite

de veilles prolongées et d'un travail outré, je prescrivis le traitement suivant :

Evacuation avec 1 gramme 50 centigrammes d'électuaire de Fouquier, une tasse de décoction blanche
toutes les heures, pour toute nourriture; tisane de
laitue pour boisson, une cuillerée de solution aqueuse
d'extrait de quina, immédiatemement avant chaque
prise de décoction blanche : le lendemain, purées
toujours précédées par le quina, même tisane. Le jour
suivant, la dypepsie et la gêne à l'épigastre étaient
les mêmes. Je soumets le malade à l'usage de 4 grammes de chair crue, hachée et aromatisée avec une
très-petite quantité de noix muscade, au début de
chaque repas, composé de purées et terminé par une
cuillerée de vin de Malaga.

Au bout de huit jours d'un tel régime, notre malade
mangeait, après son potage, du jardinage cuit, des
œufs, des fruits, etc. Sans éprouver la même gêne
qu'auparavant du côté des voies digestives. Après un
mois de ce régime, le malade a repris toutes ses forces
et jouit d'une santé parfaite.

N° 3.

GASTRALGIE.

Une femme des Tavernes était atteinte depuis longues années d'une gastralgie douloureuse qui avait résisté à tout espèce de traitement.

J'avais déjà moi-même employé sans succès les ressources que fournit la médecine, lorsque l'idée me vint de la traiter par la chair crue, à la dose d'une cuillerée à café par prise avant chaque potage. Au bout de quelques jours, la malade allait beaucoup mieux, et une alimentation graduée ramena bientôt la santé.

N° 4.

DYSPEPSIE ET DÉPÉRISSEMENT.

M. M. E..., propriétaire, se plaignait depuis longtemps de dyspepsie, de dépérissement graduel et de douleurs gastralgiques violentes.

Je le soumis à l'usage de 8 grammes de viande crue avant chaque repas, du thé dans l'intervalle. Un régime gradué et les eaux de Vichy complétèrent la guérison que ce traitement avait commencé.

RÉGIME ANTHELMINTIQUE

CONTRE LE TOENIA.

Le fils F...., de Tornac, était sujet à des accès d'épilepsie compliqués de dérangement du côté des intestins.

Prescriptions : Le malade prendra soir et matin une cuillerée du sirop de galium; il mangera de préférence des courges, de l'ail, des oignons crus ou cuits, des choux, des poireaux, du pourpier, le tout assaisonné de différentes manières. Le repas du soir doit être exclusivement composé de bouillie au pain roussi, cuite au bouillon, et l'on guétera tous les jours les selles afin de saisir l'instant où l'on apercevra des fragments de tœnia, pour donner immédiatement au malade 12 grammes d'huile de ricin.

Ce moyen, lorsqu'on l'a employé en temps opportun, a toujours suffi pour expulser le tœnia. On pourrait, avec plus de sécurité, prendre dans l'intervalle des repas, le bouillon asthénisant anthelmintique, dont nous avons donné la composition au chapitre des bouillons.

Emploi du tartrate acidule de protoxide de fer.

PURPURA HEMORRHAGICA.

La petite fille R......, âgée de huit ans, atteinte de purpura hemorrhagica avec pétéchies nombreuses, se guérit en peu de temps par l'usage exclusif de l'eau minérale préparée avec le tartrate acidule de protoxide de fer, dont nous avons donné la formule au chapitre des boissons. Depuis cinq ans l'affection n'a pas reparu.

FIN.

Alais, imp. de veuve VEIRUN.

www.ingramcontent.com/pod-product-compliance
Ingram Content Group UK Ltd.
Pitfield, Milton Keynes, MK11 3LW, UK
UKHW022326070726
13614UKWH00002B/981